AF315186

QUELQUES CONSIDÉRATIONS

SUR LE

TRAITEMENT DES NEURASTHÉNIQUES

PAR

Le Docteur E. GAUCKLER

ANCIEN INTERNE DES HÔPITAUX DE PARIS ET DE LA SALPÊTRIÈRE
MÉDECIN CONSULTANT A POUGUES

PARIS

G. STEINHEIL, ÉDITEUR

2, RUE CASIMIR-DELAVIGNE, 2

1906

QUELQUES CONSIDÉRATIONS

SUR LE

TRAITEMENT DES NEURASTHÉNIQUES

DU MÊME AUTEUR

Les réactions macrophagiques de la rate humaine et la pathogénie de certaines splénomégalies. *Journal de Physiologie*, 15 mars 1904.

Mesures histologiques de l'activité splénique. *Arch. gén. de médecine*, 1904.

Sur quelques modifications histopathologiques du réticulum splénique (en collaboration avec le Dr Bing, de Bâle). *Journal de Physiologie*, 15 mai 1905.

Cancer de l'estomac avec généralisation par voie lymphatique rétrograde (en collaboration avec le Pr agrégé Menetrier). *Soc. méd.*, 1902.

Deux cas de maladie de Paget avec autopsie (en collaboration avec le Pr agrégé Menetrier). *Soc. méd.*, 1904.

Un cas de kyste du cervelet (en collaboration avec le Pr agrégé Menetrier). *Soc. méd.*, 1904.

Contribution à l'étude des localisations motrices dans la moelle épinière, etc... (en collaboration avec le Pr Dejerine). *Revue de Neurologie*, 30 mars 1905.

Un cas de paraplégie spasmodique avec grosses lésions en foyer sans dégénérescence, etc... (en collaboration avec M. Roussy). *Revue de Neurologie*, 30 avril 1905.

Un cas d'acromégalie avec lésions associées de toutes les glandes vasculaires sanguines (en collaboration avec M. Roussy). *Revue de Neurologie*, 30 mars 1905.

Un cas de ptosis congénital avec déficit cellulaire dans le noyau de la IIIᵉ Paire (en collaboration avec le Pr Dejerine). *Revue de Neurologie*, 30 décembre 1904.

Un cas de déviation en sens opposé de la tête et des yeux (en collaboration avec M. Roussy). *Revue de Neurologie*, 1904.

Un cas de sciatique avec troubles radiculaires de la sensibilité (en collaboration avec M. Roussy). *Revue de Neurologie*, 1904.

Un cas de poliomyélite à distribution radiculaire (en collaboration avec M. Roussy). *Revue de Neurologie*, 1904.

Retrécissements congénitaux de l'intestin (en collaboration avec le Dr Nau). *Bull. de la Soc. Anat.*, 1904.

Kyste muqueux géant de l'utérus (en collaboration avec M. Mahar). *Revue de Gynécologie*, 1904.

Note sur un cas d'adénome ombilical (en collaboration avec le Dr Capette). *Revue d'Orthopédie*, 1904.

A propos d'un cas de tumeur sacro-coccygienne (en collaboration avec le Pr agrégé Aug. Broca). *Revue d'Orthopédie*, 1904.

De la rate dans les cirrhoses et des cirrhoses de la rate. Thèse Paris, G. Steinheil, 1905.

Rhumatisme chronique intermédiaire ou rhumatisme chronique proprement dit et accès d'arthropathies nerveuses. *Revue de Neurologie*, 1ᵉʳ décembre 1905.

QUELQUES CONSIDÉRATIONS

SUR LE

TRAITEMENT DES NEURASTHÉNIQUES

PAR

Le Docteur E. GAUCKLER

ANCIEN INTERNE DES HÔPITAUX DE PARIS ET DE LA SALPÊTRIÈRE
MÉDECIN CONSULTANT A POUGUES

PARIS

G. STEINHEIL, ÉDITEUR

2, RUE CASIMIR-DELAVIGNE, 2

1906

QUELQUES CONSIDÉRATIONS

SUR LE

TRAITEMENT DES NEURASTHÉNIQUES

Surmené et généralement amaigri parce qu'il s'est insuffisamment alimenté, le neurasthénique doit être mis au repos et à la suralimentation. Trouvant dans son milieu, dans la répétition journalière des faits de sa vie quotidienne, et jusque dans les objets qui constituent son cadre habituel, toute une série de points de départ pour des représentations psychiques qui entretiennent son état ou l'aggravent, le neurasthénique doit être isolé. Pour ce qui est de le remonter, de lui faire saisir la nature de son état, pour ce qui est de lui faire reprendre confiance en lui-même et en son avenir, c'est là essentiellement l'œuvre de la psychothérapie.

Repos, suralimentation, isolement, psychothérapie, constituent les différents termes de cette méthode de traitement que nous avons vu pratiquer sous nos yeux par le professeur Dejerine au cours de notre année d'internat dans son service à la Salpêtrière et que, sous sa direction, nous avons nous-même employée. C'est celle si excellemment exposée dans le livre de Camus et Pagniez (1).

Elle se base sur cette conception que la neurasthénie

(1) Camus et Pagniez. *Isolement et psychothérapie.* Paris, Masson.

est une psycho-névrose qui,à la faveur des à-coups matériels, physiques ou affectifs de l'existence, se développe sous la double influence du surmenage et de l'inquiétude morale. Elle envisage, comme secondaires, les états somatiques dont se plaignent les neurasthéniques. Elle nie l'existence de neurasthénies d'origine gastrique, intestinale, toxique, infectieuse, tout en admettant, que sous l'influence antécédente de ces diverses affections, des localisations, des fixations d'ailleurs purement psychiques, puissent s'établir. Quelle que soit la cause qui l'a lui-même engendré, l'état moral est à la base de toutes les manifestations neurasthéniques.Et c'est sur le moral des malades qu'essentiellement on devra agir si l'on veut exercer une thérapeutique vraiment pathogénique.

Mais les divers éléments de la méthode que nous venons de résumer demandent à être définis dans leur compréhension et dans leur extension. Il faut savoir que chacun des termes qui la constituent ne doit pas nécessairement être intégralement appliqué, que suivant la gravité, la durée, la nature des cas, des atténuations peuvent être accordées, peuvent même dans quelques cas littéralement s'imposer.

Pour ce qui est du repos, pour ce qui est de la suralimentation, il est évident que ce sont là éléments dosables. Entre le repos absolu au lit et l'ordonnance simple de rester étendu par jour quelques heures supplémentaires, toute une série d'intermédiaires peuvent aisé-

ment s'imaginer. La nature comme la quantité du repos peuvent, suivant la gravité des cas, être diverse-
ment recommandés.

La suralimentation, elle, constitue quelque chose de
moins maniable. Il est évident que l'on ne saura jamais
exactement ce que l'on fait si l'on ne se sert d'un aliment dont la valeur nutritive soit connue et qui puisse
être dosé. A ce point de vue il est bien certain que le
lait est l'aliment d'élection et que quand on ordonne à
un malade de prendre et qu'il prend cinq litres de lait
dans les 24 heures, on voit où l'on va. Mais il est certain aussi, que dans les cas légers, la suralimentation
n'a pas besoin d'être mesurée avec cette rigueur quasi-
scientifique et que, s'il est toujours utile de conserver le
lait comme aliment de suralimentation on pourra, pour
ce qui est de la ration d'entretien, laisser le malade à
un régime ordinaire. Une indication cependant persiste
et que le lait remplit d'ailleurs merveilleusement. Il y
a intérêt à multiplier les repas chez les neurasthéniques
et en particulier chez tous ceux qui ont une localisation
gastrique, si légère soit-elle. A ceux-là, on fera prendre
sans résistance de leur part, en plusieurs fois, la valeur
d'un repas très copieux qu'ils se refuseraient à absorber
en une seule fois. En raccourcissant progressivement
les intervalles des prises alimentaires on finira par arri-
ver à les mettre à une alimentation normale, phénomène
qui pourra servir de point de départ à toute la série des
argumentations psychothérapiques que l'on conçoit.

L'isolement, lui aussi, peut être compris et gradué de façons diverses. L'essentiel, l'indispensable pour tous les malades, si légèrement atteints qu'ils soient, c'est d'être complètement séparés de leur milieu habituel. Ils ne doivent voir ni personnes, ni objets susceptibles de leur rémémorer leur état antérieur et ce, tant que la guérison ne peut être considérée comme absolue. Un malade qui n'a pas avoué qu'il est guéri doit rester ainsi isolé. Mais nous convenons sans peine que la claustration absolue doit être réservée aux seuls cas sérieux, et qu'entre cette claustration et la vie banale dans un milieu *étranger*, le médecin peut trouver une quantité d'indications variables avec le degré de l'atteinte, avec la bonne volonté et le psychisme du malade.

Il reste la psychothérapie. — Celle-ci comporte un double facteur personnel, et du côté du malade et du côté du médecin. Il est évident que les mêmes procédés de psychothérapie ne sont pas applicables indifféremment à tous les malades, comme il est bien certain aussi que la même manière de faire ne sera pas également acceptée par un malade déterminé, de n'importe quel *médecin*. Là gît, ce nous semble, la clef de toutes les discussions qui n'ont naturellement donné naissance à aucune entente et que la psychothérapie a soulevées. Pour nous, et conforme en ceci à la pensée de notre maître le professeur Dejerine, nous croyons pour l'avoir constaté par nous-même que, même chez les gens instruits, la psychothérapie de raisonnement, la psychothérapie philosophique pourrait-on dire, n'a qu'une action assez limitée. Faire comprendre au malade qu'on le plaint, lui affirmer et lui affirmer encore qu'il peut et qu'il doit guérir, lui donner confiance en lui-même, le relever à ses propres yeux, lui faire saisir que vous vous intéressez affectivement à lui, voilà, imaginons-nous, par quels moyens vous le tirerez d'affaire. *Le neurasthénique se laisse prendre par les sentiments d'abord, par les raisonnement après.* Et qu'alors on cherche avec le malade à établir la genèse de son état, qu'on lui montre l'illogisme de ses localisations somatiques, qu'on insiste sur les modifications que leur impriment les émotions, rien de mieux à coup sûr. Mais on ne réussira, dans la majorité des cas, qu'autant que préalablement on aura créé chez son malade un état où l'émotion, le sentiment, la confiance, marcheront de pair.

L'effort personnel du malade que suppose la *rééducation*, partie intégrante en somme de la psychothérapie, c'est à cette condition-là seulement aussi que vous l'obtiendrez. C'est par des *arguments de cœur* que vous mettrez en branle la volonté de votre malade. L'amélioration en suivra rapidement qui deviendra dès lors le meilleur des facteurs psychothérapiques. C'est dire, en d'autres termes, que la psychothérapie n'est qu'un mot moderne résumant l'application raisonnée de ce que les anciens appelaient tout bonnement : le traitement moral des malades, traitement dont peu d'entre eux d'ailleurs, avaient saisi la considérable importance.

*
* *

Mais un tel traitement, pour pouvoir être utilement mis en œuvre suppose toute une série de conditions d'installation matérielle. Ces conditions, nous les avons trouvées et les trouverons à l'avenir, mieux remplies encore, à Pougues. Nous y trouverons une organisation permettant l'isolement absolu ou relatif des malades ; la cure méthodique de repos y sera installée avec toute la série des moyens qu'elle suppose. La suralimentation y sera maniée selon des règles précises.

Mais ce sont là éléments en somme partout réalisables ; et ce sur quoi nous voudrions insister, ce sont sur les adjuvants propres à Pougues, spécifiques pour ainsi dire de la station et dont le rôle ne nous a pas paru négligeable. Essentiellement et pour ne point parler de l'hydrothérapie qui, elle aussi, constitue quelque chose de banal, c'est la cure d'air, la cure de terrain, le climat, l'eau minérale enfin dont nous voudrions indiquer et justifier l'emploi.

Et ici nous sommes obligé d'ouvrir une parenthèse. Nous ne croyons pas qu'il y ait de remèdes pharmaceutique ou hydrominéral de la neurasthénie. Nous sommes, d'autre part, persuadé que la suggestion thérapeutique constitue un moyen diététique d'une utilité plus que contestable. Aussi bien n'avons-nous jamais tenté de faire croire à nos malades que telle ou telle des actions thérapeutiques possédées par Pougues constituât un remède spécifique de la neurasthénie. Nous leur avons toujours fait saisir le rôle et la nature de la médication *adjuvante* que nous leur conseillions, en insistant constamment sur ce fait, que l'éducation de leur volonté était en somme seule en jeu. Il n'en est pas moins vrai que la série des adjuvants ci-dessus signalés nous a paru raccourcir d'une façon notable la durée du traitement.

Et, tout d'abord, pour un neurasthénique moins que pour tout autre malade, il n'est indifférent de respirer un air qu'il sait et qu'il sent pur. A ce point de vue, l'installation de Pougues-Bellevue comme cure d'air nous a, du même coup, servi de cure de repos et nous a rendu de réels services. Situé à une altitude de 300 mètres, au point culminant de la région, offrant une vue extrêmement étendue, le plateau de Pougues-Bellevue est constamment aéré et le séjour en été y est extrêmement apprécié de nos malades. Ils s'y rendent en voiture et trouvent là toute une série de petits coins où ils peuvent s'isoler et se reposer pendant des heures sur une chaise longue. Une laiterie et un restaurant voisin se chargent de leur fournir les éléments de la suralimentation.

La cure de terrain, installée à Pougues sur le principe de celle de Nauheim, nous a rendu aussi de signalés services. Elle nous a permis de faire *mesurer* aux malades qui s'inquiétaient de leur dépression physique la quotité de leurs progrès, comme aussi pour certains de nos patients elle nous a servi de champ d'entraînement progressif.

Quant au climat et à la situation de Pougues ils nous ont paru répondre à ce que l'on pouvait désirer pour des malades tels que des neurasthéniques. Depuis quelques années en France on a pris l'habitude d'envoyer ces malades faire une cure d'altitude..., et, tout en particulier, une série de sanatoriums en Suisse en sont peuplés. Nous ne sommes pas du tout convaincu que les variations brusques de température de ces climats conviennent à ces êtres doués d'une susceptibilité — tout au moins psychique — tout à fait spéciale. Nous ne sommes pas non plus persuadé que le spectacle de la grande nature avec tout ce qu'il a forcément de désert, de mélancolique, spectacle qui pousse à la rêverie et au laisser-aller, soit précisément ce que l'on peut recommander à des gens à qui l'on demande de faire effort de volonté et chez lesquels on cherche à réveiller, à exagérer le goût inné de la vie. Bien plus adapté à leur état, nous semble un pays où tout est verdoyant, où tout est fécond, où tout respire la vie et le travail, où les horizons, si étendus soient-ils, sont toujours coupés par les lignes vertes d'une végétation exhubérante. Et l'effet calmant, sédatif, de ce climat et de ces aspects, nous a paru tout particulièrement remarquable.

Il nous reste à dire un mot du traitement hydrominéral. Certes nous ne contestons pas, tant s'en faut, l'action tonique et stimulante des eaux de Pougues-St-Léger Mais ce sont là arguments thérapeutiques qu'il est toujours dangereux de faire valoir auprès d'un neurasthénique. Un fait, que nous avons constamment observé et qui nous a paru de plus grande importance, est le suivant. Tous nos malades, neurasthéniques ou non, qui prenaient de l'eau, y gagnaient un appétit presque invraisemblable. Et l'eau de Pougues nous a paru constituer l'*eau de régime* des neurasthéniques en ce sens qu'elle favorise à un degré plus que marqué, la suralimentation. Et pour qui sait combien les neurasthéniques se plaignent généralement de leurs fonctions digestives, pour qui a vu la courbe de poids précéder dans son ascension la courbe de l'amélioration psychique par le facteur psychothérapique qu'elle crée, il y a là une médication d'une réelle importance.

*
* *

Montrer les résultats que nous avons ainsi obtenus, à la faveur d'une utilisation complète des ressources de notre station greffée sur une méthode qui a fait ses preuves, telle devrait être la partie importante de cet exposé. Nous sommes obligé, pour les raisons professionnelles que l'on saisit, de la raccourcir outre mesure et de ne donner que des tronçons d'observation.

La première malade que nous ayons soignée à Pougues était une commerçante surmenée. Elle avait d'autre part vu sa mère mourir avec des phénomènes paralytiques. Elle fut atteinte suivant le mécanisme que l'on conçoit : « surmenage, fatigue, représentation progressivement plus obsédante d'une hérédité morbide possible », d'une phobie de la marche. Après un séjour de

3 semaines à Pougues, cette malade était capable de faire 11 kilomètres à pied.

Un autre, gastropathe fonctionnel, ayant de grosses préoccupations de carrière, et étant progressivement arrivé à resteindre son alimentation dans une proportion excessive, a quitté Pougues un mois après son arrivée, complètement convaincu de l'inanité de son affection d'estomac et prêt à reprendre sa vie normale.

Celui-ci, surmené, névropathe achevé, est atteint d'insomnies qui l'ont tenu sans sommeil pendant 53 jours. Le mécanisme de ces insomnies élucidé, il arrive à avoir ses nuits complètes et dort même dans le jour.

Une autre surmenée et devenue neurasthénique à la suite de préoccupations matérielles et morales avait cessé toute occupation depuis six mois. Elle a actuellement repris le métier qui la faisait vivre.

Puis voici un garçon de 26 ans, qui à la suite de difficultés avec sa famille et aussi de quelques chagrins d'ordre intime était devenu totalement aboulique. Il gère actuellement une importante maison de commerce.

Nous pourrions poursuivre encore quelque temps cette série d'exposé de faits. Il nous paraît plus convaincant de résumer par des chiffres la statistique que nous pourrions présenter. Nous avons eu à soigner, cette année, en dehors des cas douteux à diagnostic discutables, 15 neurasthéniques. Sur ce chiffre nous comptons 12 malades que nous pouvons considérer comme guéris d'une façon définitive. Deux ont été très améliorés, ont quitté Pougues affirmant se sentir beaucoup mieux, mais ne s'avouant pas — ce qui pour nous constitue le critère de la guérison — absolument remis. Nous avons eu un insuccès.

Et ces résultats qui ont consisté à transformer en êtres utiles, capables de vie et d'efforts quelques individus que l'on pouvait considérer comme des non-valeurs sociales, nous ont paru suffisamment convaincants, pour légitimer cette publication.

Imp. J. Thevenot, Saint-Dizier (Hte-Marne).

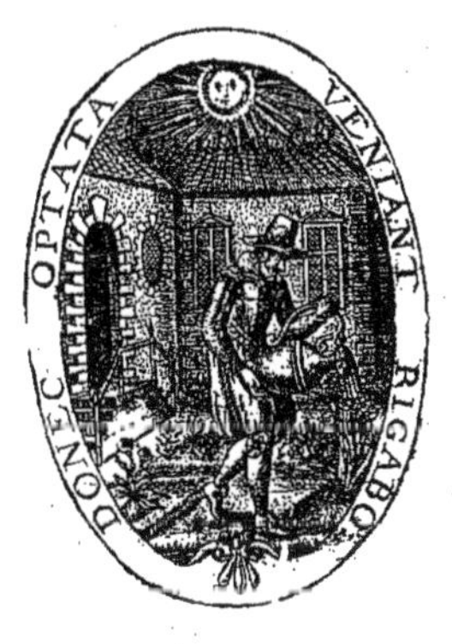

OPTATA VENIANT
DONEC RIGABO

www.ingramcontent.com/pod-product-compliance
Ingram Content Group UK Ltd.
Pitfield, Milton Keynes, MK11 3LW, UK
UKHW021722130726
13696UKWH00006B/2486